DIETA

CETOGÉNICA

Dieta Cetogénica: La Dieta Cetogénica Para Principiantes Una Guía Esencial Para Mejorar La Salud Y Perder Peso Fácilmente

Guía Completa De Preparación De Comidas Cetogénicas Para Principiantes

@ LUCAS ARIZA

Publicado Por Nicholas Thompson

Dieta Cetogénica: La Dieta Cetogénica Para Principiantes Una Guía Esencial Para Mejorar La Salud Y Perder Peso Fácilmente

Guía Completa De Preparación De Comidas Cetogénicas Para Principiantes

ISBN 978-1-990120-01-5

TABLE OF CONTENS

Sopa de tomate

Ingredientes

- 1 cucharadita de limón
- Puré de tomate
- Salsa de tomate
- Pimienta
- Crema agria
- Ajo en polvo
- Una pizca de azúcar al gusto
- 4 tomates grandes
- ½ Ensalada de pepino
- 4 cucharadas de mezcla de hierbas congeladas picadas
- 4 cucharadas de caldo de carne claro

Preparación

1. Lave los tomates, escáldelos con agua hirviendo, pélelos y córtelos en trozos grandes.
2. Pele el pepino y córtelo en trozos.
3. Ponga el caldo de carne en una cacerola y caliéntelo.
4. Añada los tomates y el pepino, llévelo a ebullición, retire del fuego y deje reposar.
5. Agregue la pasta de tomate y el ketchup y mezcle bien.
6. Sazone con limón y posiblemente con azúcar.
7. Agregue las hierbas.
8. Añada crema agria a la sopa, espolvoree con pimentón y adorne con perejil.

Sopa de pescado

Ingredientes

- ½ Limón
- 750 ml de caldo de carne claro
- Vino blanco
- Sal
- Pimienta
- 1 paquete de bacalao
- 100 g de tocino
- 2 tomates
- 1 palo de puerro
- 1 cebolla
- 2 yemas de huevo

Preparación

1. Limpie el puerro y córtelo en anillos.
2. Pele la cebolla y píquela.

3. Ponga los tomates a escaldar con agua caliente, pélelos y córtelos en trozos pequeños.
4. Descongele ligeramente el pescado y córtelo en trozos.
5. Lave y exprima el limón.
6. Caliente una sartén recubierta, agregue el tocino y saltee.
7. Añada las cebollas y sofría hasta que estén doradas.
8. Añada los puerros, al vapor.
9. Añada el pescado a la mezcla de puerro y cebolla y mezcle.
10. Agregue los tomates y mezcle.
11. Desglasee con caldo de carne y lleve a ebullición.
12. Ponga las yemas de huevo en un bol, añada el vino blanco, mezcle, añada al caldo y remueva.

13. Retire de la estufa, sazone con sal y pimienta y añada zumo de limón al gusto.

Crema de tomate fría

Ingredientes

- 4 tomates
- ½ Ensalada de pepino
- 4 tazas de yogur
- 4 cucharadas de eneldo picado
- 4 cucharadas de perejil picado
- 4 cucharadas de estragón picado
- 4 cucharadas de caldo de carne claro y frío
- Ketchup de tomate
- Al ajillo
- Una pizca de azúcar al gusto

Preparación

1. Ponga los tomates a escaldar con agua caliente, quíteles la piel y córtelos en dados.
2. Pele, despeje y pique el pepino.
3. Ponga el yogur en un bol.
4. Agregue el caldo de carne y el ketchup y luego mezcle.

5. Agregue el ajo, el eneldo, el perejil, el estragón y mezcle.
6. Agregue los tomates y el pepino y luego mezcle bien.
7. Ponga la sopa en la nevera.

Sopa juliana

Ingredientes

- 500 g de tomates
- 1 cebolla
- 750 ml de caldo de carne claro
- 250 ml de vino tinto
- ½ TL perejil picado
- ½ TL tomillo picado
- Sal
- Pimienta
- Pimentón
- Salsa Worcester

Preparación

1. Ponga los tomates a escaldar con agua caliente, pele las pieles y córtelos en dados.
2. Vierta el caldo de carne en una cacerola y lleve a ebullición.
3. Pele la cebolla y píquela.

4. Añada los tomates y la cebolla al caldo de carne caliente y mezcle.
5. Añada el vino tinto y mezclar.
6. Añada el perejil y el tomillo y revuelva.
7. Sazone con sal y pimienta; sazone al gusto con pimentón y salsa Worcester.

Sopa de cangrejo

Ingredientes

- 1 lata de sopa de cangrejo
- 125 ml de nata
- 1 vaso de coñac
- Sal

Preparación

1. Caliente la sopa según las instrucciones.
2. Añada el coñac y mezcle.
3. Coloque la crema en un recipiente alto, bata hasta que esté semidura con una batidora manual y agregue sal.
4. Vierta la sopa en las tazas y adorne con la crema.

Sopa de coles de Bruselas

Ingredientes

- 1 l de caldo de carne claro
- 1 paquete de coles de Bruselas congeladas
- 50 g de fideos celofán
- 2 pares de salchichas vienesas
- Nuez moscada

Preparación

1. Prepare el caldo de carne de acuerdo con las Preparacióndel paquete.
2. Añada las coles de Bruselas congeladas.
3. Lleve a ebullición.
4. Añada los fideos celofán y mezcle.
5. Corte las salchichas en trozos pequeños y añada a la sopa.
6. Sazone con nuez moscada.

Sopa verde

Ingredientes

- 2 cucharadas de leche enlatada
- 2 cucharadas de queso rallado
- Sal
- Pimienta
- 1l de caldo de carne claro
- 1 lechuga
- 1 yema de huevo
- 1 cebolla vegetal
- 2 cucharadas de mantequilla

Preparación

1. Pele la cebolla y píquela.
2. Lave la lechuga y córtela en tiras.
3. Ponga la mantequilla en una olla alta y caliente.
4. Añada la cebolla y fría hasta que esté dorada.

5. Añada la mitad de la lechuga y la cebolla y saltee.
6. Desglasee con caldo de carne y rellene.
7. Ponga la leche en un tazón.
8. Agregue la yema de huevo y el queso y mezcle.
9. Añada la mezcla de huevo y queso a la sopa.
10. Sazone con sal y pimienta.
11. Antes de servir, agregue el resto de la lechuga y mezcle.

Reemplazo de fideos

Fideos de calabacín

Ingredientes

- 700 g de calabacines
- 2 tallos de albahaca
- 2 cucharadas de aceite de oliva
- 2 cdas. de ger. parmesano
- Sal
- Pimienta

Preparación

1. Lave los calabacines y pélelos con el rallador en espiral.
2. Enjuague la albahaca, agite, seque, arranque las hojas y pique.
3. Caliente una sartén recubierta con aceite.
4. Agregue los fideos de calabacín y saltee.
5. Sazone con sal y pimienta.

6. Mezcle con el pesto y espolvoree con parmesano y albahaca.

Fideos celofán con tocino y huevo

Ingredientes

- 500 g de fideos celofán
- 200 g de tocino rayado
- 2 yemas de huevo
- 1 ½ l caldo de carne claro
- 125 ml de nata
- Sal
- Pimienta

Preparación

1. Corte el tocino en trozos pequeños.
2. Ponga hervir el caldo de carne.
3. Añada los fideos celofán y cocine de acuerdo con las Preparacióndel paquete.
4. Vierta la pasta terminada en un tamiz y escurra.
5. Caliente una sartén recubierta sin grasa.
6. Añada el tocino y saltee.

7. Desglasee con crema.
8. Agregue las yemas de huevo.
9. Sazone con sal y pimienta.
10. Mezcle bien y considere si los fideos son suficientes.

Panqueques ligeros cetogénicos

Ingredientes

- 3 tazas de harina
- 5 cucharaditas de polvo de hornear
- 2 y 1/4 tazas de leche
- 3 cucharadas de azúcar
- 1 cucharadita de sal
- 3 huevos
- 2 cucharadas de aceite o de manteca

Preparación

1. Pongo en un bol - harina - polvo hornear - azúcar y sal y mezclo bien.
2. Mezclo todo.
3. Pongo una pizca de aceite en el sartén y colocar la porción de la masa o pasta resultante.
4. Al sartén

5. Prestar atención pues cuanto hace burbujas y queda perforado del lado de arriba, se da vuelta y listo

Pollo asado

Ingredientes

- Piezas de pollo
- Sal
- Pimienta
- Orégano
- Perejil
- Aceite de oliva

Preparación

1. Debes tomar las piezas de pollo a cocinar y sazonarlas con todos los ingredientes a gusto.
2. Luego pasa a la plancha de lado y lado unos 10 minutos cada lado aproximadamente.

Tostadas francesas

Ingredientes

- 5 unidades de pan integral de molde integral
- 2 unidades de Huevo
- 80 mililitros de Leche (⅓ taza)
- 20 gramos de Mantequilla
- 1 mililitro de Esencia de vainilla
- 1 pizca de canela en polvo
- 1 puñado de Fresas

Preparación

1. Mezclar todo y sumergir las rebanadas de pan integral, luego cocinar por ambos lados y servir.

Avena con fresa y guineos

Ingredientes

- 125 gramos de avena en hojuelas
- 1 taza de Leche (240 mililitros)
- 4 unidades de Fresas
- 1 unidad de Plátano
- 2 cucharadas soperas de Azúcar
- 1 pizca de canela en polvo
- 1 cucharada postre de Mantequilla
- 1 chorro de Esencia

Preparación

1. Mezclar todo excepto las frutas, cocinar la avena y finalmente colocarle las frutas a modo de decoración.

Pollo al horno con queso y aceitunas.

Ingredientes

- 50 g mantequilla, para freír
- 1 diente de ajo, finamente picado
- sal y pimienta
- 75 g pesto rojo o pesto verde
- 350 ml crema para batir
- 700 g muslos de pollo o pechugas de pollo
- 225 g queso feta, en dados
- 120 ml aceitunas sin hueso

Preparación

1. Calentar tu horno a unos 200 °C (400 °F).
2. Debes picar las piezas de muslos o pechuga según lo que hayas comprado en pedazos bastante regulares o pequeños.
3. Agregar la mantequilla a una sartén grande y freír los trozos de pollo en tandas a fuego medio-alto hasta que estén doradas.

4. Combinar el pesto y la crema densa en un tazón.
5. Ubicar los trozos de pollo frito en una asadera adjuntado con aceitunas, queso feta y ajo. Agregar el pesto
6. Asar en el horno a lo largo de 20-30 minutos, hasta que el plato se ponga burbujeante y marrón claro cerca de los bordes.

Sopa de pollo.

Ingredientes

- 1½ pollos a la brasa, desmenuzado
- 475 ml repollo verde
- 1 cucharada sal
- ¼ cucharada pimienta negra molida
- 2 dientes de ajo, picados
- 2 cda. cebolla deshidratada picada
- 2 cucharada perejil seco
- 110 g mantequilla
- 2 ramas de apio
- 2 litros caldo de pollo
- 175 g champiñones, en rodajas
- 1 zanahoria, de tamaño medio

Preparación

1. Derretir la mantequilla en **una cazuela** grande.
2. Cortar los ramos de apio y los champiñones en trozos más chicos.
3. Añadir la cebolla seca, el apio, los champiñones y el ajo en la cazuela y cocinar de tres a 4 minutos.
4. Añadir el caldo, la zanahoria, el perejil, la sal y la pimienta. Cocinar a fuego retardado hasta que las verduras estén agradables.
5. Añadir el pollo y el repollo cocidos. Cocinar a fuego retardado de 8 a 12 minutos más hasta que los "tallarines" de repollo estén tiernos.

Carbonara.

Ingredientes

- 4 yemas de huevo
- 75 g queso parmesano 1 cda. mantequilla
- 300 ml crema para batir
- sal y pimienta
- perejil fresco, picado
- 300 g tocino o panceta, en dados
- 60 ml (50 g) mayonesa
- 900 g calabacines
- Pan rallado

Preparación

1. Echar la crema densa en una cazuela y llevarla a ebullición. Bajar el fuego y dejar hervir a lo largo de unos minutos hasta que se reduzca un cuarto.
2. Freír panceta/tocino en mantequilla hasta que esté crocante. Reservar la grasa.

3. Mezclar la mayonesa con la crema densa. Salpimentar al gusto y cocinar hasta que la mayonesa se ardiente.
4. Hacer espirales del calabacín con un espiralizador. Si no tienes un espiralizador, puedes llevar a cabo tiras finas de calabacín con un pelador de patatas.
5. Añadir los espaguetis a la salsa de crema ardiente. Dividir entre 4 platos y contemplar con tocino, yemas de huevo, perejil y una generosa proporción de queso parmesano recién rallado.
6. Echar la grasa de tocino por arriba y ser útil instantáneamente.

Omelet de de tocino.

Ingredientes

- 75 g mantequilla
- 50 g espinacas frescas
- 4 huevos
- 1 cda. cebollino fresco finamente picado (opcional)
- 150 g tocino cortado en cubitos
- sal y pimienta

Preparación

1. Precalentar el horno a 200 °C (400 °F). Engrasar una asadera de tamaño individual con mantequilla.
2. Freír el tocino y las espinacas en la mantequilla que sobra.
3. Batir los huevos hasta que queden espumosos. Combinar las espinacas y el tocino, incluida la grasa sobrante de freír.

4. Agregar el cebollino bien picado. Salpimentar al gusto.
5. Verter la mezcla de huevo a una o numerosas asaderas y hornear a lo largo de 20 minutos o hasta que se dore.

Receta de panecillos ketogénicos para el desayuno ketogénico

Ingredientes:

- 145g de harina de almendra
- 1 cucharada de polvo de hornear
- 283g de mozzarella, rallada
- 56g de queso crema
- 2 (L) huevos
- Opcional para la cobertura - semillas de sésamo

Preparación:

1. Precalentar el horno a 200ºC y forrar la bandeja de hornear con papel de horno.
2. Mezcle la harina de almendra y el polvo de hornear y déjelo a un lado.
3. Ponga la mozzarella y el queso crema en un bol grande y póngalo en el microondas durante 2 minutos. Revuelva brevemente

después de un minuto y también revuelva después de 2 minutos.

4. Si no tienes un microondas, calienta el queso en una parrilla doble en la estufa a fuego lento, revolviendo constantemente, hasta que todo se haya derretido completamente.
5. Ponga la mezcla de harina y huevos en la mezcla de queso derretido.
6. Consejo: Tienes que ser rápido aquí, el queso debe estar todavía caliente.
7. Amasa bien todo con tus manos hasta que se forme una masa.
8. La masa será muy pegajosa, pero no dejes que eso te irrite, amasa y aprieta la masa con los dedos durante unos minutos.
9. Si la masa se endurece antes de que se mezcle completamente, puedes ponerla en el microondas durante 15-20 segundos y calentarla para ablandarla. En este caso,

lávese las manos de nuevo antes de empezar a amasar la masa de nuevo.

10. Dividir la masa en 6 partes y formar una larga "salchicha" de cada trozo de masa. Presiona las puntas juntas, esto crea la forma de un panecillo.
11. Coloca los trozos de masa de panecillos en la bandeja de hornear. Si todavía quieres usar semillas de sésamo como cobertura, espolvoréalo sobre los bagels y presiónalos suavemente en la masa.
12. Hornea los panecillos durante 10-14 minutos.

Placa de salami ketogénico

Ingredientes:

- 190g de queso brie
- 115g de salami
- Ensalada de 60g
- 1 aguacate
- 1/2 taza de nueces de macadamia
- 4 cucharadas de aceite de oliva

Preparación:

1. Coloca el queso brie, el salami, la lechuga, el aguacate y las nueces en un plato grande.
2. Rocíe la ensalada con aceite de oliva y sazone con sal y pimienta.

Desayuno Ketogénico - Pizza de Frittata

Ingredientes:

- 12 huevos
- 250 g de espinacas (congeladas)
- 2 pimientos picantes medianos
- 140g de mozzarella
- 1 cucharadita de ajo finamente picado (si no quieres comer ajo por la mañana, puedes dejarlo fuera)
- 125g de ricotta
- 55g de parmesano
- 4 cucharadas de aceite de oliva
- ¼ cucharadita de nuez moscada
- Sal y pimienta a voluntad

Preparación:

1. Primero prepara las espinacas según las Preparacióndel paquete. Intenta asegurarte

de que más tarde escurras tanta agua como sea posible. Ponga las espinacas a un lado.

2. Precaliente su horno a 190ºC.
3. Mezcla los huevos, el aceite de oliva y las especias.
4. Añade el ricotta, el queso parmesano y las espinacas (ya no debe estar caliente).
5. Vierte la mezcla en una sartén de hierro fundido y, al final, espolvorea la mozzarella y el pepperoni sobre ella.
6. Ahora hornea la pizza frittata durante 30 minutos.
7. Si usas un plato de cristal para hornear, el tiempo de horneado se extenderá unos 10-15 minutos.

Desayuno cetogénico - barras de manzana y canela

Ingredientes:

- 4 huevos
- 1 taza de nueces molidas
- 52g de grasa de coco
- ¼ taza de manzanas liofilizadas
- 2 cucharaditas de canela
- 1 cucharadita de extracto de vainilla
- 10 gotas de stevia líquida

Preparación:

1. Primero, precaliente su horno a 180 ° C.
2. Si no tiene nueces molidas, añada las nueces a su licuadora y muela muy fino.
3. Ponga los huevos, el aceite de coco, la vainilla, la stevia y la canela en un tazón para mezclar. Mezclar todo bien.

4. Añade las nueces y las manzanas secas (trozos muy pequeños) y mézclalo todo.
5. Vierte la masa en un molde y hornea durante 25 minutos. ¡Es mejor hacer la prueba del palo de madera!

Huevos cetogénicos en el nido de calabacines sobre el tocino

Ingredientes:

- 4 tazas de pasta de calabacín (hacer con un cortador en espiral) o calabacín rallado
- 4 rebanadas de tocino crudo
- 45g de parmesano rallado
- 4 huevos
- sal y pimienta

Preparación:

1. Cortar el tocino en tiras pequeñas y estrechas y freírlo en una sartén (unos 3 minutos).
2. Añade los fideos de calabacín y mézclalo todo bien. Sazone la pasta con sal y pimienta según su gusto personal.
3. Presiona cuatro pequeños pozos en la pasta de calabacín.

4. Espolvorea el queso en cada pozo y pon los huevos crudos sobre él.
5. Cocina todo a fuego medio durante unos 3 minutos.
6. Cubre la sartén y déjala hervir a fuego lento otros 2-4 minutos hasta que los huevos estén cocidos a tu gusto y el fondo esté bien crujiente.

Recetas de desayuno cetogénico - Desayuno de coliflor con tocino sin arrepentimiento

Ingredientes:

- 6 rebanadas de tocino sin azúcar
- 2 tazas de coliflor finamente picada
- 1 cebolla mediana (finamente picada)
- 1 diente de ajo (finamente picado)
- 1 cucharadita de sal y pimienta

Preparación:

1. Fríe el tocino en una sartén a fuego medio hasta que esté bien crujiente.
2. Saca el tocino de la sartén y deja que se enfríe un poco. Córtalo en pequeños cubos.
3. Ahora pon la coliflor finamente picada (va bien con la licuadora), la cebolla y el ajo picados en la sartén.

4. Deje que se cocine durante 5 minutos hasta que la coliflor empiece a dorarse ligeramente.
5. Sazona todo con sal y pimienta y retira la sartén del fuego.
6. Ahora pon los huevos escalfados y el tocino encima.

Panecillos cetogénicos como quiche de espinacas

Ingredientes:

- Aceite de oliva - para los campeones
- 1 paquete de espinacas frescas (preferimos usar espinacas de bebé, unos 285g)
- 4 huevos de tamaño medio
- 1 taza de queso rallado (aquí usamos mozzarella 1 paquete de campeones marrones picados
- 1-2 cucharadas de crema batida
- Sal y pimienta al gusto
- Fuerte - variación:
- Para variar, prueba los espárragos verdes en lugar de los campeones.

Preparación:

1. Precaliente el horno a 180°C.

2. Calentar un poco de aceite en una sartén grande y freír los champiñones en ella hasta que estén suaves (unos 5-6 minutos). Poner los campeones a un lado.
3. Ponga las espinacas en una sartén un poco más profunda o tome la sartén que usó para los hongos.
4. Añade un vaso de agua ¼ a las espinacas. Ahora cocínala a fuego medio durante 3-4 minutos. Asegúrate de que las espinacas no se marchiten.
5. Después, drene cuidadosamente el exceso de agua de las espinacas.
6. Bate los huevos en un gran tazón para mezclar con un batidor.
7. Añade los champiñones, las espinacas, el queso y la crema a los huevos. Mezclar todo bien.
8. Sazone la mezcla con sal y pimienta.

9. Ahora, esparce todo sobre 12 cajas de magdalenas y pon las magdalenas en el horno precalentado durante 20-25 minutos. Es mejor probar el palillo después de 20 minutos.
10. Espolvorea un poco de queso encima.

Receta de desayuno cetogénico - pan de nube como una variante de tostada francesa cetogénica

Ingredientes:

- Pan de nubes cetogénicas
- 3 huevos
- 3 cucharadas de queso crema
- ¼ cucharadita de polvo de hornear
- para las tostadas francesas de las nubes
- 6-8 rebanadas de pan de nubes
- 2 huevos
- 50g de leche o crema
- 50g de eritritol (sustituto del azúcar)
- 1 cucharadita de canela
- ½ cucharadita de extracto de vainilla
- sal
- 2 cucharaditas de mantequilla

- Variantes de cobertura: jarabe de arce, frambuesas frescas

Preparación:

1. Separar la clara del huevo de la yema.
2. Mezcla el queso crema con la yema de huevo en un tazón.
3. En otro tazón, el polvo de hornear es ahora revuelto en las claras de huevo y luego batido a punto de nieve.
4. Levante cuidadosamente la mezcla de yema de huevo y queso crema debajo de las claras y revuelva todo en una masa homogénea.
5. Forre su hoja de hornear con papel de pergamino. Ahora haz pequeños pasteles o un pan más grande con la masa.
6. Ponga el pan o las hamburguesas pequeñas en el horno a 150 grados durante unos 15 minutos.

Recetas de desayuno Ketogénico - Pizza Ketogénica Waffles

Ingredientes:

- 4 huevos
- 4 cucharadas de parmesano rallado
- 1 cucharada de mantequilla
- 3 cucharadas de harina de palma
- 85g de queso cheddar
- 1 cucharadita de polvo de hornear
- 1 cucharada de polvo de psyllium
- sal y pimienta
- Opcional:
- 1 cucharadita de especias italianas, por ejemplo, orégano.
- Salsa de tomate, sin azúcar
- 14 rodajas de salami (opcional)

Preparación:

1. Ponga todos los ingredientes excepto la salsa de tomate y el queso en un tazón y mézclelos bien con una batidora de mano.
2. Ponga la masa en su máquina de gofres como de costumbre.
3. Esparce el gofre terminado con la salsa de tomate (alrededor de ¼ taza por gofre) y el queso. Opcionalmente, puedes añadir unas cuantas rebanadas de salami a la pizza de gofre.
4. Ahora hornea la pizza de gofre en el horno a unos 150 grados durante 3-5 minutos hasta que el queso se haya derretido.

Recetas de desayuno cetogénico - Huevos de tocino en una cama de aguacate cetogénico

Ingredientes:

- 1 aguacate
- 2 huevos
- un poco de tocino en cubos
- 1 cucharada de queso (parmesano, mozzarella o queso cheddar)
- sal y pimienta

Preparación:

1. Primero precalienta el horno a 150ºC.
2. Cortar el aguacate a la mitad y quitar el núcleo.
3. Use una pequeña cucharilla para meter un pequeño hoyo en cada mitad de aguacate. Debería ser ligeramente más grande que tu huevo.

4. Ponga un huevo en cada mitad de aguacate. Espolvorea un poco de queso sobre él. Sazona el plato con sal y pimienta.
5. Luego se coloca el tocino encima.
6. Los lechos de aguacate deben estar ahora en el horno durante unos 15 minutos.

Dieta Ketogénica - Desayuno Mexicano

Ingredientes:

- 1 cucharada de ghee o manteca de cerdo
- 1/2 cebolla, finamente picada
- 46g de pimientos verdes, en rodajas
- 124g de calabacín, picado
- 75g de tomates, cortados en cubos
- 170g de chorizo
- 72g de espinacas frescas
- 2 (L) huevos
- sal y pimienta
- 75g de aguacate
- un poco de cilantro fresco para adornar

Preparación:

1. Ponga el ghee en una sartén y caliéntelo ligeramente.

2. Añade la cebolla y calienta durante un minuto.
3. Ponga las rodajas de pimiento verde en la sartén y revuelva todo mientras hierve a fuego lento durante 3 minutos.
4. Ahora es el turno del calabacín y los tomates. Fríe en la sartén durante otros 3 o 4 minutos.
5. Luego agregue el chorizo y mezcle todo bien.
6. Deje que se cocine durante unos 5 minutos antes de añadir las espinacas y cocine a fuego lento durante otros 2-3 minutos.
7. Formen dos pequeños pozos y luego pongan un huevo en cada uno de ellos.
8. Sazonar con sal y pimienta y cocinar de nuevo durante 3-5 minutos hasta que la clara de huevo se haya asentado.
9. Antes de servirlo, añade los cubos de aguacate y el cilantro fresco a la sartén.

Panqueques ketogénicos - receta keto

Ingredientes:

- 2 (L) huevos
- 1 cucharada de agua
- 56g de queso crema
- 64g de harina de almendra
- Una cucharadita de polvo de hornear
- 2 cucharaditas de extracto de vainilla
- 1/2 cucharadita de canela
- 1/2 cucharadita de stevia, líquida u otra alternativa al azúcar
- mantequilla
- Jarabe de Walden Farms

Preparación:

1. Ponga todos los ingredientes en un procesador de cocina / licuadora. Comienza con los huevos, seguidos por el agua y el queso crema.

2. Mezcla todo hasta que esté realmente suave y cremoso.
3. Déjalo descansar por unos 2 minutos.
4. Calentar una sartén ligeramente y añadir un poco de la masa a la sartén - unas 3 o 4 cucharadas.
5. Tan pronto como se formen pequeñas burbujas, es hora de girar la masa con cuidado para "freír" el otro lado.
6. Repite esto hasta que todos los panqueques estén hechos.
7. Adorne con mantequilla y jarabe sin azúcar.

Batido Proteínico de Mantequilla de Almendra

Ingredientes:

- 1 taza de leche de almendra sin endulzar
- ½ taza de yogurt de leche entera, natural
- ¼ taza de proteína de clara de huevo en polvo sabor vainilla
- 1 cucharada de mantequilla de almendra
- Una pizca de canela molida
- Extracto de estevia líquido, al gusto

Preparación

1. Combine la leche de almendra y el yogurt en una licuadora.
2. Pulse los ingredientes varias veces
3. Agregue los ingredientes restantes y licúe hasta obtener una mezcla suave
4. Sirva en un vaso grande y disfrute inmediatamente

Recetas para el Desayuno

Batido de Remolacha y Moras Azules

Ingredientes:

- 1 taza de leche de coco sin endulzar
- ¼ taza de crema espesa
- ¼ taza de moras azules congeladas
- 1 remolacha chica
- 1 cucharadita de semillas de chía
- Extracto de estevia líquido, al gusto

Preparación

1. Combine las moras azules, la remolacha y la leche de coco en la licuadora
2. Pulse los ingredientes varias veces
3. Agregue los ingredientes restantes y licúe hasta obtener una mezcla suave
4. Sirva en un vaso grande y disfrute inmediatamente

Magdalenas de Mantequilla de Almendra

Ingredientes:

- 2 tazas de harina de almendra
- 1 taza de eritritol en polvo
- 2 cucharaditas de levadura
- ¼ cucharadita de sal
- ¾ taza de mantequilla de almendra, caliente
- ¾ taza de leche de almendra sin endulzar
- 4 huevos grandes

Preparación

1. Precaliente el horno a 350°F y llene un molde para magdalenas con tulipas
2. Mezcle la harina de almendra con el eritritol, la levadura y la sal en un recipiente
3. En un recipiente aparte, bata la leche de almendra, la mantequilla de almendra y los huevos
4. Mezcle los ingredientes húmedos con los secos hasta combinarlos

5. Sirva la mezcla en los moldes preparados y hornee de 22 a 25 minutos hasta que un cuchillo que se inserte en el centro salga limpio
6. Deje enfriar las magdalenas en los moldes por 5 minutos, luego colóquelas sobre una rejilla para enfriar

Omelet Occidental Clásico

Ingredientes:

- 2 cucharaditas de aceite de coco
- 3 huevos grandes, batidos
- 1 cucharada de crema espesa
- Sal y pimienta
- ¼ taza de pimiento verde en cubitos
- ¼ taza de cebolla amarilla en cubitos
- ¼ taza de jamón en cubitos

Preparación

1. Bata los huevos, la crema espesa, la sal y la pimienta en un recipiente chico
2. Caliente 1 cucharadita de aceite de coco en un sartén a fuego medio
3. Agregue los pimientos, la cebolla y el jamón, y saltéelos por 3 o 4 minutos
4. Sirva la mezcla en un tazón y recaliente el sartén con el resto del aceite

5. Vierta los huevos batidos y cocine hasta que la parte inferior del huevo comience a cocinarse
6. Incline el sartén para distribuir el huevo y cocine hasta que esté casi listo
7. Agregue la mezcla de vegetales y jamón sobre la mitad del omelet y dóblelo
8. Deje que el omelet se cocine hasta que el huevo esté listo, luego sírvalo caliente

Panqueques Proteínicos con Canela

Ingredientes:

- 1 cucharadita de extracto de vainilla
- ½ cucharadita de canela molida
- 1 pizca de nuez moscada molida
- Extracto de estevia líquido, al gusto
- 1 taza de leche de coco enlatada
- ¼ taza de aceite de coco
- 8 huevos grandes
- 2 cucharadas (40g) de proteína de clara de huevo en polvo

Preparación

1. Combine la leche de coco, el aceite de coco y los huevos en un procesador de alimentos
2. Pulse la mezcla varias veces, luego agregue los ingredientes restantes
3. Procese hasta obtener una mezcla suave y uniforme, y ajuste la dulzura al gusto

4. Caliente un sartén antiadherente a fuego medio
5. Sirva la mezcla en el sartén, usando alrededor de ¼ de taza por panqueque
6. Cocine hasta que se formen burbujas en la superficie de la mezcla, luego voltee cuidadosamente
7. Deje al panqueque cocinarse hasta que la parte inferior quede dorada
8. Transfiera a un plato para mantener el calor y repita con la mezcla restante

Huevos de Bandeja con Jamón y Queso Pepper Jack

Ingredientes:

- 2 tazas de jamón en cubitos
- 1 taza de queso pepper jack rallado
- 12 huevos grandes, batidos
- Sal y pimienta

Preparación

1. Precaliente el horno a 350°F y engrase una bandeja con spray para cocinar
2. Bata los huevos en un tazón junto con la sal y la pimienta hasta que queden espumosos
3. Agregue el jamón y el queso y revuelva hasta que queden bien combinados
4. Vierta la mezcla en la bandeja y distribúyala en una capa uniforme
5. Hornee de 12 a 15 minutos hasta que el huevo esté listo

6. Deje enfriar ligeramente, luego corte en cuadros para servir

Batido Detoxificante Verde

Ingredientes:

- 1 taza de kale recién picado
- ½ taza de espinaca baby fresca
- ¼ taza de apio rebanado
- 1 taza de agua
- 3 o 4 cubos de hielo
- 2 cucharadas de jugo de limón fresco
- 1 cucharada de jugo de lima fresco
- 1 cucharada de aceite de coco
- Extracto de estevia líquido, al gusto

Preparación

1. Combine el kale, la espinaca y el apio en la licuadora
2. Pulse los ingredientes varias veces
3. Agregue los ingredientes restantes y licúe hasta obtener una mezcla suave

4. Sirva en un vaso grande y disfrute inmediatamente

Información Nutricional: **160 calorías, 14g de grasa, 2.5g de proteína, 8g de carbohidratos, 2g de fibra, 6g de carbohidratos netos**

Batido de Calabaza con Nuez

Ingredientes:

- 1 taza de leche de anacardo sin endulzar
- ½ taza de puré de calabaza
- ¼ taza de crema espesa
- 1 cucharada de almendras crudas
- ¼ cucharadita de especia de calabaza
- Extracto de estevia líquido, al gusto

Preparación

1. Combine todos los ingredientes en la licuadora
2. Pulse los ingredientes varias veces, luego licúe hasta obtener una mezcla suave
3. Sirva en un vaso grande y disfrute inmediatamente

Muffins de Huevo, Jitomate y Mozzarella

Ingredientes:

- 1 cucharada de mantequilla
- 1 jitomate mediano, finamente picado
- ½ taza de cebolla amarilla en cubitos
- 12 huevos grandes, batidos
- ½ taza de leche de coco enlatada
- ¼ taza de cebolla verde rebanada
- Sal y pimienta
- 1 taza de queso mozzarella rallado

Preparación

1. Precaliente el horno a 350°F y engrase un molde para magdalenas con spray para cocinar
2. Derrita la mantequilla en un sartén mediano a fuego medio
3. Agregue el jitomate y la cebolla, luego cocine de 3 a 4 minutos hasta que queden blandos

4. Divida la mezcla entre los espacios del molde
5. Bata los huevos, la leche de coco, la cebolla verde, la sal y la pimienta, y sirva la mezcla en los espacios del molde
6. Espolvoree con queso, luego hornee de 20 a 25 minutos hasta que el huevo esté listo

Waffles de Chai Crujientes

Ingredientes:

- 4 huevos grandes, separados en claras y yemas
- 3 cucharadas de harina de coco
- 3 cucharadas de eritritol en polvo
- 1 ¼ cucharadita de levadura
- 1 cucharadita de extracto de vainilla
- ½ cucharadita de canela molida
- ¼ cucharadita de jengibre molido
- 1 pizca de clavo de olor molido
- 1 pizca de cardamomo molido
- 3 cucharadas de aceite de coco, derretido
- 3 cucharadas de leche de almendra sin endulzar

Preparación

1. Separe los huevos en dos recipientes distintos

2. Bata las claras hasta que se formen picos duros, luego déjelas a un lado
3. Bata las yemas junto con la harina de coco, el eritritol, la levadura, la vainilla, la canela, el cardamomo y los clavos en el otro recipiente
4. Agregue el aceite de coco derretido al segundo recipiente mientras bate, luego agregue la leche de almendra y revuelva
5. Gentilmente vierta las claras y revuelva hasta combinar
6. Precaliente la wafflera y engrásela con spray para cocinar
7. Sirva alrededor de ½ taza de mezcla en la wafflera
8. Cocine el waffle de acuerdo con las Preparacióndel fabricante
9. Retire el waffle, colóquelo en un plato y repita con la mezcla restante

Huevos Revueltos con Brócoli y Kale

Ingredientes:

- 2 huevos grandes, batidos
- 1 cucharada de crema espesa
- Sal y pimienta
- 1 cucharadita de aceite de coco
- 1 taza de kale recién picado
- ¼ taza de cabezas de brócoli
- 2 cucharadas de queso parmesano rallado

Preparación

1. Bata los huevos junto con la crema espesa, la sal y la pimienta en un recipiente
2. Caliente 1 cucharadita de aceite de coco en un sartén mediano a fuego medio
3. Agregue y revuelva el kale y el brócoli, luego cocine hasta que el kale se marchite, entre 1 y 2 minutos

4. Vierta los huevos y cocine, revolviendo ocasionalmente, hasta que estén listos
5. Agregue el queso parmesano, revuelva y sirva caliente

Batido Proteínico Cremoso de Chocolate

Ingredientes:

- 1 taza de leche de almendra sin endulzar
- ½ taza de yogurt de leche entera, natural
- ¼ taza de proteína de clara de huevo en polvo sabor chocolate
- 1 cucharada de aceite de coco
- 1 cucharada de cocoa en polvo sin endulzar
- Extracto de estevia líquido, al gusto

Preparación

1. Combine la leche de almendra, el yogurt y la proteína en la licuadora
2. Pulse los ingredientes varias veces, luego agregue el resto y licúe hasta obtener una mezcla suave
3. Sirva en un vaso grande y disfrute inmediatamente

Muffins de Huevo y Tres Quesos

Ingredientes:

- 1 cucharada de mantequilla
- ½ taza de cebolla amarilla en cubitos
- 12 huevos grandes, batidos
- ½ taza de leche de coco enlatada
- ¼ taza de cebolla verde rebanada
- Sal y pimienta
- ½ taza de queso cheddar rallado
- ½ taza de queso suizo rallado
- ¼ taza de queso parmesano rallado

Preparación

1. Precaliente el horno a 350 °F y engrase un molde para magdalenas con spray para cocinar
2. Derrita la mantequilla en un sartén mediano a fuego medio

3. Agregue la cebolla, luego cocine de 3 a 4 minutos hasta que quede blanda
4. Divida la mezcla entre los espacios del molde
5. Bata los huevos, la leche de coco, la cebolla verde, la sal y la pimienta, y sirva en los espacios del molde
6. Combine los tres quesos en un recipiente y espolvoree sobre los muffins de huevo
7. Hornee entre 20 y 25 minutos hasta que el huevo esté listo

Batido de Pastel de Ruibarbo y Fresa

Ingredientes:

- 1 tallo de ruibarbo chico, rebanado
- ¼ taza de fresas congeladas rebanadas
- ¾ taza de leche de anacardo sin endulzar
- ½ taza de yogurt de leche entera, natural
- 1 onza de almendras crudas
- ½ cucharadita de extracto de vainilla
- Extracto de estevia líquido, al gusto

Preparación

1. Combine el ruibarbo, las fresas y la leche de almendra en la licuadora
2. Pulse los ingredientes varias veces
3. Agregue los ingredientes restantes y licúe hasta obtener una mezcla suave
4. Sirva en un vaso grande y disfrute inmediatamente

Roast Beef

Nutrition Facts: 6g net carbs, 98g fat, 38g protein

Ingredientes:

- Pepper
- Salt
- Olive oil, 2 tablespoons
- Lettuce, 2 ounces
- Dijon mustard, 1 tablespoon
- Mayonnaise, 5 c
- Scallion
- Radishes, 6
- Avocado
- Cheddar cheese, 5 ounces
- Deli roast beef, 7 ounces

Preparación

1. Lay the radishes, avocado, cheese, and roast beef on two plates.

2. Add on the mustard, onion, and mayonnaise. Serve with some lettuce and drizzle with some olive oil.

Hamburger in Tomato Sauce

Ingredientes:

Patties:

- Butter, .25 teaspoon
- Olive oil, 1 tablespoon
- Chopped parsley, 2 ounces
- Pepper, .25 teaspoon
- Salt, 1 teaspoon
- Crumbled feta, 3 ounces
- Egg
- Ground beef, 25 ounces

Gravy:

- Pepper
- Salt
- Tomato paste, 2 tablespoons
- Chopped parsley, 1 ounce
- Heavy whipping cream, .75 c

Fried Cabbage:

- Pepper
- Salt
- Butter, 4.25 ounces
- Shredded cabbage, 25 ounces

Preparación

1. Blend all of the patty ingredients together. Form the mixture into eight patties.
2. Place the oil and butter in a skillet and cook for ten minutes, or until cooked through.
3. Flip them a couple of times while cooking. When almost done, add the whipping cream and tomato paste to the pan.
4. Stir and allow it to simmer for a couple of minutes. Season with some pepper and salt.
5. Sprinkle everything with parsley before serving.

6. For the cabbage: add the butter to a skillet and fry the cabbage for 15 minutes, or until wilted and browned on the edges.
7. Season with some pepper and salt.
8. Serve the patties with the cabbage.

Bake Brie Cheese

Ingredientes:

- Pepper
- Salt
- Olive oil, 1 tablespoon
- Rosemary, 1 tablespoon
- Garlic clove
- Pecans, 2 ounces
- Brie cheese, 9 ounces

Preparación

1. Set you oven to 400. Lay the cheese on a parchment line baking sheet.
2. Mince up the herbs and garlic, and chop the nuts.
3. Combine them together with the olive oil. Add in some pepper and salt.
4. Pour this over the cheese and let it bake for ten minutes.

Coconut Porridge

Ingredientes:

- Pinch salt
- Coconut cream, 4 tablespoons
- Pinch ground psyllium husk powder
- Coconut flower, 1 tablespoon
- Egg
- Butter, 1 ounce

Preparación

1. Place all of your ingredients in a pot. Mix everything together and let it heat over low.
2. Stir this constantly until it reaches your desired texture.
3. Serve this with some coconut milk and berries if you want.

Cheeseburger

Ingredientes:

- Butter, 2 ounces – frying
- Chopped oregano, 2 tablespoons
- Paprika, 2 teaspoons
- Onion powder, 2 teaspoons
- Garlic powder, 2 teaspoons
- Shredded cheese, 7 ounces
- Ground beef, 25 ounces

Salsa:

- Cilantro
- Salt
- Olive oil, 1 tablespoon
- Avocado
- Scallions, 2
- Tomatoes, 2

Toppings:

- Pickled jalapenos, .25 c
- Lettuce, 5 ounces
- Sliced pickles, .5 c
- Dijon mustard, 4 tablespoons
- Cooked bacon, 5 ounces
- Mayonnaise, .75 c

Preparación

1. Chop all of the ingredients up for the salsa and mix them together. Set to the side.
2. Combine the beef with half the cheese and the all the seasonings.
3. Form into four burgers and cook however you would prefer.
4. Top the burgers with the remaining cheese when they are almost done.
5. Serve the burgers with lettuce, pickle, and mustard. Top with the salsa.

Avocado Hummus

Ingredientes:

- Pepper, .25 teaspoon
- Salt, .5 teaspoon
- Cumin, .5 teaspoon
- Pressed garlic
- Lemon juice, .5
- Tahini, .25 c
- Sunflower seeds, .25 c
- Olive oil, .5 c
- Cilantro, .5 c
- Avocados, 3

Preparación

1. Halve the avocados, take out the pits, and spoon out the flesh.
2. Place everything in a blender and mix until completely smooth.

3. Add water, lemon juice, or oil if you need to loosen the mixture bit.

Western Omelet

Ingredientes:

- Diced deli ham, 5 ounces
- Chopped bell pepper, .5
- Chopped onion, .5
- Butter, 2 ounces
- Shredded cheese, 3 ounces
- Pepper
- Salt
- Heavy whipping cream, 2 tablespoons
- Eggs, 6

Preparación

1. Beat together the eggs, heavy cream, pepper, and salt until frothy. Mix in half of the shredded cheese.
2. Add the butter to a skillet and cook the ham, peppers, and onion. Pour in the egg mixture and cook until almost firm.

3. Turn the heat down and top with the remaining cheese. Fold in half and enjoy.

Meat Pie

Ingredientes:

- Water, .5 c
- Tomato paste, 4 tablespoons
- Dried oregano, 1 tablespoon
- Pepper
- Salt
- Ground beef, 20 ounces
- Butter, 2 tablespoons
- Chopped garlic clove
- Chopped onion, .5

Crust:

- Water, 4 tablespoons
- Egg
- Olive oil, 3 tablespoons
- Pinch salt
- Baking powder, 1 teaspoon
- Ground psyllium husk powder, 1 tablespoon

- Coconut flour, 4 tablespoons
- Sesame seeds, 4 tablespoons
- Almond flour, .75 c

Topping:

- Shredded cheese, 7 ounces
- Cottage cheese, 8 ounces

Preparación

1. Start by setting your oven to 350. Add the butter to a skillet and cook the garlic and onion until the onion becomes soft. Add in the beef and cook until browned. Mix in the pepper, oregano, basil, and salt.
2. Mix in the tomato paste and water. Turn the heat down and let it simmer for 20 minutes. As this is cooking, take the time to make the crust.
3. Place all of the dough ingredients in a food processor and combine until it forms a ball.

This can also be done by hand if you don't have a processor.

4. Grease a springform pan and lay a piece of parchment paper in the bottom. Spread the dough onto the bottom up the sides with greased fingers. Let this bake for 10 to 15 minutes. Pour the meat mixture into the baked crust.
5. Mix together the topping ingredients and spread them across the meat. Allow the pie to bake for 30 to 40 minutes, or until it becomes golden.

Breakfast Sandwich

Ingredientes:

- Tabasco
- Pepper
- Salt
- Cheddar cheese slices, 2 ounce
- Smoked deli ham, 1 ounce
- Eggs, 4
- Butter, 2 tablespoons

Preparación

1. Place the butter in a skillet. Fry each of the eggs in the skillet until done to your liking. Make sure you pepper and salt them.
2. The fried eggs are the bread to your sandwich. Add the deli ham and cheese, and then top with a second egg. Sprinkle them with some Tabasco sauce if you want.

Asian Beef Salad

Ingredientes:

- Ribeye steaks, 2/3 pound
- Chili flakes, 1 teaspoon
- Grated ginger, 1 tablespoon
- Fish sauce, 1 tablespoon
- Olive oil, 1 tablespoon

Salad:

- Sesame seeds, 1 tablespoon
- Cilantro
- Red onion, .5
- Lettuce, 3 ounces
- Cucumber, 2 ounce
- Cherry tomatoes, 3 ounce
- Scallions, 2

Mayo:

- Pepper

- Salt
- Lime juice, .5 tablespoon
- Sesame oil, 1 tablespoon
- Olive oil, .5 c
- Dijon mustard, 1 teaspoon
- Egg yolk

Preparación

1. Start by mixing the mustard and egg yolk together. As you whisk, slowly add in the olive oil. This can be done either with an immersion blender or by hand. Once the mayo has become emulsified, add in the sesame oil, spices, and lime juice. Set the mayo to the side.
2. Mix together the olive oil, chili flakes, ginger, and fish sauce and add it to a plastic bag. Add the ribeye in and let it marinate together for 15 minutes.

3. Chop up all of the ingredients for the salad, minus the scallions. Split them between two plates.
4. Heat a skillet and add the sesame seeds and allow them to dry roast for a few minutes. Place them to the side.
5. Pat the meat off and fry in the skillet for a few minutes and each side. Cook to your desired doneness, but with this dish, it's best cooked to medium.
6. Fry the scallions for a bit in the skillet.
7. Cut the steak into thin slices. Add the scallions and beef to the top of the vegetables and top with the sesame seeds. Serve with the mayo.

RECETAS PARA BAJAR DE PESO CON UNA DIETA CETOGÉNICA

POLLO FRITO CON MANTEQUILLA Y BRÓCOLI

Ingredientes

- 450 g brócoli
- 40 gramos de puerro o también puede utilizar
- 1 cucharilla de ajo en polvo
- 150 gramos mantequilla
- 650 gramos de muslos de pollo deshuesados
- sal y pimienta negra molida

Preparación

1. Freír el pollo en mantequilla a fuego medio por alrededor de 3 a 4 minutos en cada lado, dependiendo del grosor de los cortes. Salpimentar generosamente.

2. Asegurarte de que el pollo está cocinado completamente. Bajar el fuego y cocinar un minuto más si no estás seguro.
3. Sacar el pollo de la sartén y cubrirlo con papel de aluminio o meterlo a fuego bajo en el horno para mantenerlo caliente.
4. Enjuagar y recortar el brócoli, incluyendo el tallo. Cortar en pedazos. Cortar el puerro en rebanadas gruesas.
5. Freír las verduras a fuego medio en la misma sartén que usaste para el pollo. Añadir más mantequilla y el ajo en polvo y mezclar. Salpimentar.
6. Servir el pollo y las verduras con una buena dosis de mantequilla encima.

SALTEADO KETO DE CERDO Y PIMIENTOS VERDES.

Ingredientes

- 1 cucharilla de pasta de ají
- 2 cucharas (20 g) almendras
- sal y pimienta
- 110 g mantequilla
- 300 gramos de paleta de cerdo cortadas en tiras
- 2 pimentones verdes en rodajas
- 2 cebolletas en rodajas

Preparación

1. Calentar una buena cantidad de mantequilla en una sartén. Reservar una cucharada de mantequilla por porción para servir.
2. Dorar la carne a fuego muy fuerte durante un par de minutos.

3. Añadir las verduras y la pasta de ají. Seguir friendo mientras revuelves durante otro par de minutos. Colocar sal y pimienta en el final.
4. Servir con las almendras y la mantequilla a temperatura ambiente.

OMELETTE DE QUESO CRUJIENTE

Ingredientes

- Omelette
- 4 huevos
- 2 cucharas de crema para batir
- sal y pimienta negra molida
- 1 cuchara de mantequilla o aceite de coco
- 75 g queso rallado o en rodajas, curado

Relleno

- 2 cucharas (30 g) queso crema
- 30 g fiambres de pavo
- 1 cucharadilla. orégano seco
- 2 champiñones en rodajas
- 2 tomatitos cherry en rodajas
- 15 g brotes de espinaca

Preparación

1. En un tazón, batir los huevos, la crema, la sal y la pimienta.

2. Calentar una cucharada de mantequilla en una sartén antiadherente a fuego medio. Extender el queso de forma uniforme en la sartén para que cubra todo el fondo. Freír a fuego medio hasta que burbujee.
3. Incorporar cuidadosamente la mezcla de huevo sobre el queso y bajar el fuego. Cocinar unos minutos sin revolver.
4. Rellenar una mitad con los champiñones, los tomates, las espinacas, el queso crema, el pavo y el orégano. Freír unos minutos más.
5. Cuando la mezcla de huevos comienza a cuajar (aún puede estar bastante suelta por arriba, pero no demasiado), voltear la mitad vacía sobre la mitad con los ingredientes, formando una media luna. Freír unos minutos más y, ¡a disfrutar!

HUEVOS REVUELTOS CON ESPINACAS Y SALMÓN AHUMADO

Ingredientes

- 1 cuchara. mantequilla
- 2 cucharas de crema para batir
- 2 huevos
- Eneldo
- Azúcar
- sal ahumada y pimienta negra molida
- 30 g brotes de espinaca
- 30 g salmón ahumado o tocino cocinado

Preparación

1. Previo a preparar el salmón, parte en salmón en dos lomos, retira las espinas pero no quites la piel. Coloca en un recipiente sal y azúcar y eneldo, después coloca el salmón con la piel boca arriba y tapa nuevamente con azúcar, sal ahumada y eneldo en la parte arriba de la piel

del salmón. Posteriormente tapar con papel de aluminio y colocar en el refrigerador (congeladora) por 2 a 3 días. Al pasar ese tiempo lo lavamos y le quitamos el azúcar, la sal ahumada y el eneldo, la secamos y vamos cortando en tajadas delgadas, el salmón se come frio, cuando esta marinado.

2. Calentar la mantequilla en una sartén. Incorporar las espinacas y freír hasta que estén tiernas.
3. Añadir la crema y dejar hervir durante un par de segundos hasta que todo quede cremoso. Romper los huevos directamente en la sartén y revolver para que todo se incorpore bien. Salpimentar y seguir removiendo hasta que esté hecho al punto que desees.
4. Servir los huevos revueltos en un plato junto con el salmón ahumado o tocino.

5.-HUEVOS AL HORNO BAJOS EN CARBOHIDRATOS

Ingredientes

- 2 huevos
- 60 g queso rallado
- 75 g carne molida de res o carne de cordero molida o carne de cerdo molida, puedes usar sobras o cocinar la carne de la forma que tú quieras.

Preparación

1. Precalentar el horno a 200°C (400°F).
2. Colocar la mezcla de la carne molida en una asadera pequeña. Luego hacer dos agujeros con una cuchara y romper los huevos en ellos.

3. Espolvorear el queso rallado en la parte superior.
4. Hornear hasta que los huevos estén listos, aproximadamente 15 minutos.
5. Dejar enfriar un rato. ¡Los huevos y la carne molida se ponen muy calientes!
6. ¡NOTA!
7. Combínala con ensalada verde con hierbas frescas y aguacate. O pruébala con mayonesa.

ALBÓNDIGAS ITALIANAS CON QUESO MOZZARELLA.

Ingredientes

- 450 g carne molida de res
- 50 g queso parmesano rallado
- 1 huevo
- ½ cuchara de albahaca seca
- ½ cucharadita de cebolla molida
- 1 cucharadita de ajo en polvo
- 1 cucharadita de sal
- ½ cucharadita de pimienta negra molida
- 3 cucharas de aceite de oliva
- 400 g tomates enteros en lata
- 2 cucharadas de perejil fresco, finamente picado
- 200 g espinacas frescas
- 50 g mantequilla
- 150 gramos de queso mozzarella fresco
- sal y pimienta

Preparación

1. Colocar la carne molida, el queso parmesano, los huevos, la sal y las especias en un recipiente y mezclar bien. Armar las albóndigas con la mezcla, de aproximadamente 30 gramos (1 onza) cada una. Es más fácil si mantienes las manos húmedas mientras armas las albóndigas.
2. Calentar el aceite de oliva en una sartén grande y saltear las albóndigas hasta se doren por todos lados.
3. Bajar el fuego y añadir los tomates enlatados. Dejar hervir a fuego lento durante 15 minutos, revolviendo cada par de minutos. Salpimentar al gusto. Añadir el perejil y revolver. Puedes preparar el plato hasta aquí para congelarlo.

4. Derretir la mantequilla en otra sartén y freír las espinacas durante 1-2 minutos, revolviendo continuamente. Salpimentar al gusto. Añadir las espinacas a las albóndigas. Cubrir con queso mozzarella fresco, cortado en trozos del tamaño de un bocado. Servir y disfrutar.

ESPAGUETIS DE CALABACÍN BAJOS EN CARBOHIDRATOS A LA BOLOÑESA

Ingredientes

- 1 cebolla amarilla
- 1 diente de ajo
- 75 gramos de ramas de apio
- 700 gramos carne molida de res
- 75 gramos de mantequilla o aceite de oliva
- 2 cucharas de concentrado de tomate
- 400 gramos de tomates picados
- 1 cucharadita de sal
- ¼ cucharadita de pimienta
- 1 cuchara de orégano seco o albahaca seca
- 1 cuchara de salsa Worcester
- agua (opcional)
- Espaguetis de calabacín
- 900 gramos de espaguetis de calabacín
- 2 cucharas de mantequilla o aceite de oliva

- sal y pimienta

Preparación

1. Picar las verduras finamente. Freír a fuego lento en mantequilla o aceite de oliva hasta que estén suaves y añadir la carne picada.
2. Freír a fuego fuerte hasta que todo haya tomado un buen color. Añadir el resto de los ingredientes, revolver y dejar hervir a fuego medio durante 15 minutos.
3. Bajar el fuego un poco más. Añadir agua si la salsa se espesa. Dejar hervir a fuego lento durante 20 minutos o más. Cuanto más tiempo se cueza a fuego lento la salsa, mejor es el sabor.
4. Mientras tanto, preparar los espaguetis. Usar un espiralizador, una mandolina o un pelador para hacer tiras largas y delgadas del espagueti de calabacín.
5. Calentar una sartén y revolverlos rápidamente en mantequilla o aceite de oliva. Incorpora los

espaguetis y cocínalos a fuego alto durante 5 minutos, hasta que estén al dente (hasta que estén cocidos). Pruébalos y sazónalos con sal y pimienta según sea necesario.

6. Servir los espaguetis calientes con la salsa caliente por encima. Terminar con un buen gratinado de queso parmesano. EMPIEZA TU PRUEBA GRATUITA

PLATO DE CARNE MOLIDA Y BRÓCOLI

Ingredientes

- 300 gramos carne molida de res
- 75 gramos mantequilla
-]
- sal y pimienta
- 125 gramos de mayonesa o crema fresca (opcional

Preparación

1. Lavar y recortar el brócoli, incluido el tallo. Cortar en ramilletes pequeños. Pelar el tallo y cortar en trozos pequeños.
2. Calentar una buena cucharada de mantequilla en una sartén en la que quepan la carne molida de res y el brócoli.
3. Dorar la carne molida a fuego fuerte hasta que esté casi hecha. Salpimentar al gusto.

4. Reducir el fuego, añadir más mantequilla y freír el brócoli durante 3-5 minutos. Remover la carne de res de tanto en tanto.

5. Sazonar el brócoli. Añadir por encima el resto de la mantequilla y servir mientras siga caliente. También está deliciosa con una cucharada extra de crema fresca o mayonesa.

Olla de fideos al horno

Ingredientes

- 250 g de fideos celofán
- 200 g de espinacas congeladas
- 4 rebanadas de queso
- 3 cucharadas de mantequilla
- 250 ml de nata
- Caldo claro
- Sal
- Pimienta
- Nuez moscada

Preparación

1. Precaliente el horno a 220 °C y engrase la cazuela.
2. Vierta el caldo de carne en una cacerola y lleve a ebullición.
3. Añada los fideos y prepare según las Preparacióndel paquete.

4. Añada las espinacas a otra olla y cocine.
5. Ponga la crema en un bol y sazone con sal, pimienta y nuez moscada.
6. Rellene la pasta y las espinacas alternativamente en la cazuela.
7. Cubra con rodajas de queso.
8. Extienda los copos de mantequilla sobre el queso y vierta la nata sobre todo el queso.
9. Coloque la fuente en el horno y hornee durante 10 minutos.

Fideos de verduras con pesto

Ingredientes

- 1 aguacate
- 1 diente de ajo
- 2 calabacines
- 2 tomates cherry
- ½ Limón
- ½ Racimo de albahaca
- 100 g de ger. parmesano
- 2 cucharadas de piñones
- 1 cucharada de aceite de oliva
- Sal
- Pimienta

Preparación

1. Lave los calabacines y pélelos con el rallador en espiral.
2. Corte el aguacate por la mitad y deshuéselo, quite la carne y coloque todo en un recipiente.
3. Exprima el limón, recoja el jugo y vierta un poco de jugo sobre el aguacate.
4. Lave los tomates cherry, córtelos por la mitad y aparte algunos para después.
5. Caliente una sartén recubierta, añada los piñones, ase y aparte algunos para después.
6. Lave la albahaca, arranque las hojas y píquelas.
7. Pele el ajo y píquelo.
8. Añada la albahaca, los piñones y el parmesano al aguacate y mezcle.
9. Sazone con sal, pimienta, ajo y zumo de limón al gusto.
10. Mezcle bien hasta hacerlo puré.

11. Vierta el aceite en una sartén recubierta y caliente.
12. Añada los fideos de calabacín y fría durante 2 minutos.
13. Agregue el pesto de aguacate y mezcle.
14. Espolvoree con queso parmesano antes de servir.
15. Lave los tomates, córtelos por la mitad y espárzalos sobre la pasta con los piñones.

Fideos celofán con mozzarella

Ingredientes

- 250 g de fideos celofán (alternativa: fideos de soja)
- 250 g de tomates para cóctel
- 1 cebolla
- 1 cucharada de mozzarella
- Albahaca
- Aceite de oliva
- Sal
- Pimienta

Preparación

1. Pele y pique la cebolla.
2. Prepare los fideos celofán según las Preparacióndel empaque.
3. Enjuague la albahaca, agite, seque y corte en trozos pequeños.

4. Ponga el aceite de oliva en una sartén y caliente.
5. Añada la cebolla y póngala al vapor.
6. Lave los tomates y córtelos por la mitad.
7. Mezcle los tomates con cebolla picada.
8. Sazone con sal y pimienta.
9. Agregue la albahaca y mezcle.
10. Escurra la pasta y añada a la mezcla de tomate y cebolla.
11. Corte la mozzarella en dados, añada a la pasta y mezcle.

Sartén de fideos de calabacín

Ingredientes

- 2 calabacines
- 2 zanahorias
- 2 pimientos amarillos
- 2 pimientos anaranjados
- 1 tomate
- 150 g de champiñones
- 1 taza de crema fresca
- 2 cucharadas de aceite de oliva
- Sal
- Pimienta
- Pimentón

Preparación

1. Lave los calabacines y las zanahorias y píquelos con el rallador en espiral.
2. Limpie los pimientos, quítele las semillas y la cáscara blanca de la fruta y píquelo en tiras con el rallador en espiral.
3. Ponga a un lado algunas tiras de pimiento.
4. Lave los tomates y córtelos en trozos.
5. Limpie y corte los hongos en rodajas.
6. Ponga a hervir una olla con agua salada.
7. Añada los fideos de zanahoria y cocine por 1 minuto.
8. Añada la pimienta y los fideos de calabacín y cocine por otros 3 minutos.
9. Vierta la pasta en un colador y escurra.
10. Caliente el aceite en una sartén.
11. Añada las tiras restantes de pimiento y dórelas.
12. Añada los champiñones y fríalos.
13. Agregue la crema fresca y revuelva.

14. Sazone con sal, pimienta y pimentón.
15. Agregue los fideos a la mezcla de hongos y mezcle.

Zoodles con queso

Ingredientes

- 2 calabacines
- 8 tomates cherry
- 100 g de Gorgonzola
- 1 cucharada de piñones
- 5 cucharadas de aceite de oliva
- pimentón
- salino

confección

1. Precaliente el horno a 180 °C y engrase una fuente para horno.
2. Lave los tomates, córtelos en cuadros y distribúyalos en la cazuela.
3. Sazone con sal y pimienta.
4. Desmenuze el gorgonzola y extiéndalo sobre los tomates.
5. Espolvoree con piñones por toda la superficie.

6. Rocíe 4 cucharadas de aceite sobre el conjunto.
7. Coloque la fuente en el horno y hornee durante 8 minutos.
8. Lave el calabacín y píquelo con el rallador en espiral.
9. Ponga 1 cucharada de aceite de oliva en una sartén recubierta y caliente.
10. Añada los fideos de calabacín y fríalos durante 2 minutos.
11. Sazone con sal y pimienta.
12. Adorne con tomates antes de servir.

Sartén de fideos celofán con mango

Ingredientes

- 150 g de fideos celofán
- 500 g de brócoli congelado
- 200 g de puerros congelados
- 1 lata de mango
- 1 cebolla
- 1 taza de crema
- 1 taza de leche
- 3 cucharadas de aceite de oliva
- 1 cucharada de curry
- Sal
- 1 cucharada de harina de maíz
- A gusto: caldo vegetal granulado

Preparación

1. Prepare los fideos celofán según las Preparacióndel empaque.
2. Descongele el brócoli y el puerro y escúrralos.

3. Pele la cebolla y córtela en tiras.
4. Ponga el aceite en una sartén y caliente.
5. Agregue la cebolla y el puerro y fríalos hasta que estén translúcidos.
6. Añada el brócoli y fría durante 5 minutos.
7. Desglasee con crema y leche.
8. Sazone con sal y curry al gusto.
9. Escurra el mango, córtelo en trozos pequeños y añádalo a la salsa.
10. Agregue los fideos y mezcle.

Fideos verde-rojo

Ingredientes

- 2 zanahorias
- 2 chalotas
- 2 calabacines
- 2 pimientos amarillos pequeños
- 2 pimientos anaranjados pequeños
- 1 pimiento picante
- 1 lata de tomates con trozos
- 2 manojos de hierbas
- 2 cucharadas de pasta de tomate
- 1 cucharada de aceite de oliva
- Pimienta
- Sal

Preparación

1. Lave los pimientos, quítele las semillas y las cáscaras blancas a las frutas y córtelos en dados.
2. Pele y trocee las chalotas.
3. Lave, despeje y pique el pimiento picante.
4. Vierta el aceite en una sartén recubierta y caliente.
5. Añada el pimentón, la chalota, el chile y sofría.
6. Lave las zanahorias y pélelas si es necesario.
7. Lave los calabacines.
8. Procese las zanahorias y los calabacines con el rallador en espiral.
9. Agregue los fideos vegetales a los pimientos y la mezcla de chiles y fríalos mientras los revuelve.
10. Agregue los tomates y el jugo enlatado.
11. Agregue la pasta de tomate y mezcle.
12. Sazone con sal, pimienta y hierbas.

Albóndigas rellenas

Ingredientes

- 400 g de carne picada mixta
- 200 g de fideos celofán
- 100 g de jamón
- 2 huevos
- 1 cebolla
- ½ manojo de perejil
- 3 cucharadas de pan rallado (alternativa: rallar un pan)
- Algunas tiras de tomate-paprika (celofán)
- 1 cucharadita de pimienta
- Sal
- Aceite de colza

Preparación

1. Pele y pique la cebolla.
2. Enjuague el perejil, agítelo y córtelo en trozos.
3. Ponga la carne picada en un bol y añada la cebolla.

4. Agregue los huevos y el pan rallado.
5. Amase el conjunto hasta obtener una masa de carne lisa.
6. Sazone con sal y pimienta.
7. Divida la masa en ocho porciones y aplánela.
8. Corte el jamón en rodajas y colóquelo en los platos de masa.
9. Coloque los platos de masa de carne sin recubrir sobre los platos recubiertos.
10. Cocine la pasta según las Preparacióndel paquete.
11. Coloque el aceite de colza en una sartén recubierta y caliente.
12. Añada las albóndigas y dórelas por ambos lados.
13. Corte las albóndigas terminadas y espolvoree con perejil.
14. Adorne las albóndigas con las tiras de tomate y pimentón y sirva con los fideos.

Rollitos de jamón y huevo

Ingredientes

- 4 lonchas de jamón crudo
- 1 huevo
- 3 cucharadas de Emmental rallado
- 1 cucharadita de aceite
- Sal
- Pimienta
- Nuez moscada

Preparación

1. Ponga el queso en un bol.
2. Bata el huevo en el bol y mezcle con el queso.
3. Sazone con sal, pimienta y nuez moscada.
4. Enrolle la mezcla en salchichas pequeñas.
5. Enrolle una loncha de jamón alrededor de la salchicha de queso.
6. Ponga el aceite en una sartén recubierta y caliente.

7. Añada las salchichas de queso y dórelas por todos los lados.
8. Sirva sobre hojas de ensalada.

Brochetas de salchicha

Ingredientes

- 200 g de salchicha cocida
- 10 rebanadas de tocino rayado
- 1 cucharada de aceite de colza
- 1 cucharadita de pasta de tomate
- Brochetas

Preparación

1. Unte las rebanadas de tocino con pasta de tomate.
2. Corte el embutido en trozos de 3 cm de ancho.
3. Extienda las lonchas de salchicha sobre las lonchas de tocino.
4. Enróllelas y póngalas en pinchos.
5. Vierta el aceite en una sartén recubierta y caliente.

6. Añada las salchichas de tocino a la sartén y fríalas hasta que estén doradas.

Salchicha de puerro

Ingredientes

- 8 salchichas vienesas
- 2 puerros
- 3 cucharadas de aceite de colza
- 1 cucharada de mostaza de rábano picante
- 1 cucharada de vinagre
- Sali
- Pimienta

Preparación

1. Lave los puerros y córtelos en anillos muy finos.
2. Corte las salchichas en rodajas.
3. Ponga el vinagre y el aceite en un tazón y mezcle.

4. Agregue la mostaza, sal y pimienta y mezcle.
5. Coloque las rodajas de puerro y la salchicha en el adobo.
6. Deje reposar durante 15 minutos.
7. SUGERENCIA
8. Va bien con ensalada de tomate.

Tártara

Ingredientes

- 400 g de tártaro
- 4 yemas de huevo
- 1 cebolla
- Sal
- Pimienta
- Pimentón
- Al ajillo
- Alcaparras
- Zumo de limón

Preparación

1. Ponga el tártaro en un tazón.
2. Añada el zumo de limón y amase.
3. Extienda el tártaro en platos.
4. Presione un hueco en el centro del tártaro y ponga la yema de huevo en el hueco.
5. Añada la sal, la pimienta, el pimentón, el ajo y las alcaparras por separado.

Pastel de carne

Ingredientes

- 4 rebanadas de pan de carne
- 4 huevos
- 4 rebanadas de pan bajo en carbohidratos
- 2 tomates
- 2 cucharadas de aceite de colza
- Harina
- 4 pepinillos
- Hojas de ensalada verde
- Perejil

Preparación

1. Ponga el aceite en una sartén recubierta y caliente.
2. Voltee las rebanadas de pan de carne en harina.
3. Póngalas en la sartén y fríalas.

4. Retire el pan de carne de la sartén y coloque cada rebanada sobre una rebanada de pan bajo en carbohidratos.
5. Fría los huevos y póngalos sobre el pastel de carne.
6. Sírvalo con ensalada, pepinillos y tomates.
7. Espolvoree el perejil entero.
8. SUGERENCIA
9. La ensalada de pepino va bien con esta receta.

Jamón oculto

Ingredientes

- 6 rollos bajos en carbohidratos
- 250 g de queso Emmental rallado
- 100 g de jamón cocido
- 50 g de mayonesa
- 1 manojo de perejil
- 1 cucharadita de cebollino
- Curry
- Pimienta

Preparación

1. Precaliente el horno a 250 °C, alineando la bandeja con el papel de hornear.
2. Corte los rollos y retire el interior con una cuchara.
3. Corte el jamón en dados.
4. Enjuague el perejil, agítelo y córtelo en trozos.
5. Ponga el queso y el jamón en un bol y mezcle.

6. Agregue la mayonesa y el perejil y mezcle.
7. Sazone al gusto con pimienta y curry.
8. Vierta la mezcla en los rollos y extiéndalos sobre la bandeja de hornear.
9. Ponga la bandeja en el horno y hornee durante 12 minutos.

Salchicha de hígado al vapor

Ingredientes

- 200 g de salchicha de hígado simple
- 3 cucharadas de mantequilla
- 1 cucharadita de harina
- Un poco de vino blanco
- Mejorana
- Cebolla en polvo
- Pimienta

Preparación

1. Ponga la mantequilla en una sartén y caliéntela.
2. Agregue harina y haga un roux.
3. Agregue la salchicha de hígado al roux y mezcle.
4. Desglasee con un chorro fuerte de vino blanco.
5. Deje hervir a fuego medio.

6. Saboree con pimienta, cebolla en polvo y mejorana.

Envoltura de tocino

Ingredientes

- 4 pares de salchichas vienesas
- 4 rebanadas de queso
- 8 rebanadas de tocino ahumado
- 2 cucharaditas de mostaza

Preparación

1. Corte las salchichas a lo largo.
2. Corte el queso en tiras.
3. Llene las incisiones con tiras de queso.
4. Envuélvalas todas en tocino y colóquelas en su lugar con un pincho o un palillo de dientes.
5. Engrase una sartén, añada los envolturas de salchichas y cocínelos.
6. Cubra las envolturas de tocino terminadas con mostaza.

Sándwich de huevo

Ingredientes

- 1 unidad de Bagel
- 2 lonchas de jamón dulce
- 1 loncha de queso
- 1 unidad de Huevo
- 1 pizca de Sal

Preparación

1. Debes hacer el huevo tipo tortilla para después añadirlo y armar tu sándwich.

Ensalada natural

Ingredientes

- **Lechuga**
- **Tomate**
- **Cebolla**
- **Pepino**
- **Calabacín**
- **Sal**
- **Pimienta**

Preparación

1. Picar, revolver y sazonar todo al gusto.
2. Una porción de yogurt con cereal

Tortitas de avena y manzana

Ingredientes

- 1 unidad de manzana
- 1 unidad de Huevo
- 1 cucharada postre de Miel
- 1 unidad de Clara
- 50 gramos de Copos de avena
- ½ cucharadita de canela en polvo
- 3 cucharadas soperas de Agua

Preparación

1. Batir toda la mezcla y luego cocinar en un sartén como una tortilla.

Pollo asado

Ingredientes

- Piezas de pollo
- Sal
- Pimienta
- Orégano
- Perejil
- Aceite de oliva

Preparación

1. Debes tomar las piezas de pollo a cocinar y sazonarlas con todos los ingredientes a gusto. Luego pasa a la plancha de lado y lado unos 10 minutos cada lado aproximadamente.

Tortitas de avena y manzana

Ingredientes

- 1 unidad de manzana
- 1 unidad de Huevo
- 1 cucharada postre de Miel
- 1 unidad de Clara
- 50 gramos de Copos de avena
- ½ cucharadita de canela en polvo
- 3 cucharadas soperas de Agua

Preparación

1. Batir toda la mezcla y luego cocinar en un sartén como una tortilla.

Muslos de pollo horneados con miel

Ingredientes

- Varias piezas de muslos
- Sal
- Pimienta
- Taza de miel
- Jengibre picado finamente

Preparación

1. Debes sazonar todos los muslos de pollo con bastante miel, sal, pimienta al gusto y por ultimo jengibre picado finamente.
2. Hornear por 15 minutos cada lado a 235 grados C previamente calentado.

Huevos revueltos con jamón y queso crema

Ingredientes

2 huevos

- Jamón
- Queso crema a gusto

Preparación

1. Picar el jamón y el queso crema a gusto para luego añadirlo al huevo batido y hacer el revoltijo.

Ceviche de pescado

Ingredientes

- Pescado de tu preferencia
- Limón
- Ajíes
- Cebolla
- Sal

Preparación

1. Primero trocear el pescado para luego ponerlo a cocinar en la plancha unos minutos, luego en un bowl mezclar todos los ingredientes y añadir sal y jugo de limón al gusto.

Avena con fresa y guineos

Ingredientes

- 125 gramos de avena en hojuelas
- 1 taza de Leche (240 mililitros)
- 4 unidades de Fresas
- 1 unidad de Plátano
- 2 cucharadas soperas de Azúcar
- 1 pizca de canela en polvo
- 1 cucharada postre de Mantequilla
- 1 chorro de Esencia

Preparación

1. Mezclar todo excepto las frutas, cocinar la avena y finalmente colocarle las frutas a modo de decoración.

Ensalada natural

Ingredientes

- Lechuga
- Tomate
- Cebolla
- Pepino
- Calabacín
- Sal
- Pimienta

Preparación

1. Picar, revolver y sazonar todo al gusto.
2. Puedes escoger que cenar.

Tartaleta de pan con huevo

Ingredientes

- 1 unidad de pan de molde
- 1 unidad de Huevo
- 1 pizca de Sal
- 1 pizca de Pimienta

Preparación

1. Debes mezclar todos los ingredientes a manera de desintegrar el pan en el huevo y luego cocinarlo a modo tortilla.

Sándwich americano con huevo

Ingredientes

- 3 rodajas de pan de molde
- 2 lonchas de jamón de pavo
- 2 láminas de queso mozzarella
- 2 hojas de lechuga
- 2 rodajas de tomate
- 20 gramos de Mantequilla
- 20 gramos de mayonesa
- 1 unidad de Cortador
- 1 pizca de Sal

Preparación

1. Cocinar el huevo en un sartén y hacer una tortilla para luego proceder a armar el pan como un sándwich.

Hervido de verduras

Ingredientes

- Trozo de calabaza
- Trozo de ocumo
- Trozo de cebolla
- Trozo de ajo
- Trozos de zanahoria
- Sal
- Pimienta

Preparación

1. Picar todo en pequeños trozos y poner a hervir por 30 a 40 minutos con aproximadamente 2 a 3 tazas de agua, dependiendo de la cantidad de verduras.

Tostadas francesas

Ingredientes

- 5 unidades de pan integral de molde integral
- 2 unidades de Huevo
- 80 mililitros de Leche (⅓ taza)
- 20 gramos de Mantequilla
- 1 mililitro de Esencia de vainilla
- 1 pizca de canela en polvo
- 1 puñado de Fresas

Preparación

1. Mezclar todo y sumergir las rebanadas de pan integral, luego cocinar por ambos lados y servir.

Salmón al horno

Ingredientes

- Rodajas de salmón
- Limones
- Sal
- Pimienta
- Taza de aceite

Preparación

1. Sazonar las rodajas de salmón al gusto con todos los ingredientes y luego meter al horno previamente calentado a unos 180 a 200 grados Celsius por 20 minutos.

Recetas y productos que comprar

Bacalao con verduritas

Ingredientes:

- 4 porciones de lomo de bacalao fresco o desalado
- 2 zanahorias
- 300 g de judías verdes planas
- 2 patatas grandes
- 1 diente de ajo
- 1 ramita de tomillo
- Aceite de oliva
- Sal y pimienta

Preparación

1. Cortar las zanahorias y las judías. Primero, raspa y lava las zanahorias, y córtalas en bastoncitos muy finos y cortos. Luego, despunta las judías y, si las tienen, retira las

hebras. Lávalas y córtalas del mismo modo que las zanahorias.

2. Preparar las patatas. Pela las patatas, lávalas, y pártelas en rodajas. Coloca tres o cuatro superpuestas, y córtalas en bastoncitos del mismo tamaño que los de las judías y las zanahorias.
3. Añadir el ajo picado. Dispón todas las hortalizas en un cuenco, añade el ajo pelado y muy picado, salpimienta, riégalo todo con una cucharada de aceite, y remueve.
4. Lavar el pescado. Precalienta el horno a 200o. Mientras, lava el pescado y sécalo con papel de cocina, por un lado. Y por otro, corta 4 hojas de papel sulfurado de unos 40 cm de lado (una por persona). Dóblalas por la mitad como si hicieras un libro, y vuelve a desdoblar.
5. Montar el papillote. Pincela con aceite la cara interior de los papeles, dejando un margen limpio alrededor. Dispón en ellos las

verduritas cortadas, el bacalao encima, y una ramita de tomillo lavada.

6. Hornear y servir. Sella los cuatro papillotes doblando los extremos varias veces hacia dentro. Hornéalos y sirve en seguida.

Carne asada y queso.

- 50 g lechuga
- 2 cda. aceite de oliva
- 150 g queso cheddar
- sal y pimienta negra molida
- 1 aguacate
- 6 rábanos
- 1 cebolleta
- 200 g carne de res asada estilo fiambre
- 125 ml (125 g) mayonesa
- 1 cda. mostaza de Dijon

Preparación

1. Ubicar la carne asada, el queso, el aguacate y los rábanos en un plato.
2. Agregar cebolla rodaja y una aceptable dosis de mayonesa.
3. Ser útil con lechuga y aceite de oliva.

Golosina de coco.

- 4 cda. crema de coco
- 1 migaja (150 mg) cáscaras de psilio en polvo
- 1 migaja sal
- 1 huevo batido
- 1 cda. (8 g) harina de coco
- 30 g mantequilla o aceite de coco

Preparación

1. En un tazón reducido unir el huevo, la harina de coco, la cáscara de psilio en polvo y la sal.
2. Derretir la mantequilla y la crema de coco a fuego retardado.
3. Agregar a la mezcla de huevo batiendo lentamente hasta hallar una textura cremosa y densa.
4. Servir con leche o crema de coco. Poner por arriba algunas bayas frescas o congeladas y, ¡a disfrutar!

Camarones y alcachofas.

- 6 tomates secos
- 125 ml (125 g) mayonesa
- 300 g camarones pelados y cocidos
- 400 g alcachofas en lata
- 40 g brotes de espinaca
- 4 huevos
- 4 cda. aceite de oliva
- sal y pimienta

_ **Preparación**

1. Empezar cocinando los huevos. Incorporarlos con precaución a agua hirviendo y cocerlos 4-8 minutos en relación de si te agradan los pasados por agua o duros.
2. Enfriar los huevos en agua muy fría a lo largo de 1-2 minutos en el momento en que estén hechos; de esta forma va a ser más simple pelarlos.

3. Colocar los huevos, los camarones, las alcachofas, la mayonesa, los tomates secos y las espinacas en un plato.
4. Echar aceita de oliva por arriba de las espinacas. Salpimentar al gusto y ser útil.

Torta de huevo.

- 75 g queso rallado
- 150 g chorizo secado con aire o salami o tocino cocido
- 8 huevos
- 1 cebolleta, finamente picada
- 1 cda. pesto rojo o pesto verde (opcional)
- sal y pimienta negra molida

Preparación

1. Precalentar el horno a 175°C (350°F).
2. Picar las cebolletas y la carne finamente.
3. Batir los huevos adjuntado con los condimentos y el pesto. Agregar el queso y combinar.
4. Poner la masa en moldes para muffins y agregar tocino, chorizo o salami.
5. Hornear a lo largo de 15-20 minutos, en relación del tamaño del molde.

El tradicional tocino con huevo.

- tomatito cherry (opcional)
- 8 huevos
- 150 g tocino, en lonchas
- perejil fresco (opcional)

Preparación

1. Freír el tocino hasta que esté crocante. Reservarlo a un lado en un plato.
2. Freír los huevos en la grasa del tocino de la forma que te agrade. Cortar los tomatitos cherry en el medio y freírlos simultáneamente.

Aguacates rellenos.

- 175 ml crema fría o mayonesa
- sal y pimienta
- 175 g salmón ahumado
- 2 cda. jugo de limón (opcional)

Preparación

1. Partir los aguacates en el medio y sacar el hueso.
2. Poner una cucharada de crema fría en el hueco del aguacate y agregar salmón ahumado encima.
3. Sazonar al gusto con sal y rociar con jugo de limón para ofrecerle más gusto y evadir que el aguacate adquiera un color marrón

Omelet de huevos con jamón y queso.

Espárragos envueltos.

- ¼ cucharada pimienta negra molida
- 2 cda. aceite de oliva
- 12 espárragos verdes
- 50 g jamón curado, en lonchas finas
- 150 g queso de cabra

Preparación

1. Precalentar el horno a 225 °C (450 °F), preferentemente con la parrilla prendida.
2. Lavar y cortar los espárragos.
3. Cortar el queso en 12 lonchas y luego, dividir cada loncha en dos.
4. Cortar las lonchas en dos trozos a lo extenso y envolver un espárrago en un pedazo del jamón curado y dos trozos del queso.

5. Colocarlos en un envase para hornear, sazonar con pimienta y rociar con aceite de oliva.
6. Hornear a lo largo de 15 minutos hasta que estén dorados.

Plato de salmón ahumado ketogénico con receta de mayonesa ketogénica

Ingredientes:

- 170g de salmón ahumado
- 115g de mayonesa - la receta sigue el plato de salmón keto
- 5g de espinacas pequeñas, frescas
- 1/2 cucharada de aceite de oliva
- 1/4 de limón (opcional)
- sal y pimienta

Preparación:

1. Coloca el salmón ahumado, las espinacas y el cuarto de limón en un plato.
2. Ponga la keto mayonesa en un pequeño tazón y colóquela en el plato con el salmón.
3. Espolvorea las espinacas pequeñas con aceite de oliva y sazona con sal y pimienta.

Receta del keto mayonesa

Ingredientes

- 1 yema de huevo
- Una cucharada de mostaza de Dijon
- 1 taza de aceite de aguacate
- 2 cucharaditas de vinagre de vino blanco o jugo de limón fresco.

Preparación:

1. La yema de huevo y la mostaza deben estar a temperatura ambiente, así que por favor no empieces a preparar la mayonesa keto si tienes los ingredientes directamente de tu nevera.
2. Mezclar el huevo y la mostaza con una batidora de mano (o licuadora).
3. Poco a poco se añade aceite, la mayonesa de keto se va espesando poco a poco.
4. Añada vinagre o jugo de limón.
5. Mezclar todo bien de nuevo.
6. Sazonar con sal y pimienta.

7. Deje que la mayonesa descanse en el refrigerador antes de servirla, esto ayudará a desarrollar el sabor de la mayonesa.

Cacerola Keto para el desayuno

Ingredientes:

- 4 tiras de tocino
- 1 manojo de espárragos verdes
- 2 cucharadas de aceite de oliva
- 100g de tomates cherry
- 6 huevos
- 50g feta
- sal y pimienta

Preparación:

1. Precalienta el horno a 200ºC y engrasa una pequeña bandeja de hornear.
2. Cortar los espárragos en trozos de unos 3 cm de largo, cortar los tomates cherry por la mitad y cortar el feta en cubos.
3. Coloca el tocino y los espárragos en la fuente de horno y rocía con aceite de oliva.

4. Hornee en el horno durante unos 5-7 minutos hasta que el tocino empiece a estar crujiente.
5. Añade los tomates y el queso feta.
6. Sepárense y esparzan los huevos sobre la cacerola.
7. Sazonar con sal y pimienta.
8. Hornee durante 15-20 minutos hasta que los huevos tengan la consistencia deseada.

Recetas de pizza baja en carbohidratos para la pizza de proteínas

Ingredientes:

- para la base de la pizza ketogénica:
- 2 huevos grandes
- 2 cucharadas de queso parmesano, rallado
- 1 cucharada de polvo de cáscara de psyllium
- 1/2 cucharadita de especias italianas
- Sal al gusto
- 2 CUCHARADAS DE ACEITE

para la cobertura de la pizza ketogénica:

- 45g de mozzarella
- 3 cucharadas de salsa de tomate
- 1 cucharada de albahaca recién picada
- jamón

Preparación:

1. Ponga todos los ingredientes secos en un tazón o recipiente en el que quepa la licuadora.
2. Añade 2 huevos y mezcla todo.
3. Usa tu licuadora.
4. Calienta 2 cucharadas de ACEITE en una sartén a fuego medio.
5. Ponga la mezcla en la sartén (forma circular).
6. Precaliente su horno a 180 grados.
7. Cocina la corteza de la pizza en el lado opuesto durante 30-60 segundos.
8. Esparce 3 cucharadas de salsa de tomate sobre la pizza.
9. Espolvorea queso en el fondo, pon la pizza en el horno.
10. Sirve la pizza del almuerzo cetogénico con un poco de albahaca recién cortada.

Hamburguesa con relleno de mozzarella y espinacas

ingredientes

- 500-600 g de carne picada
- 2 cucharadas de parmesano, rallado
- ½ taza de mozzarella rallada
- 2 puñados de espinacas bebé
- Sal y pimienta de mar a gusto

preparación

1. Ponga la carne picada junto con la sal y la pimienta en un bol y amásela.
2. Dale forma a 8 hamburguesas con las manos húmedas y luego ponlas en la nevera.
3. Aconseja las espinacas en una sartén durante 1 ó 2 minutos. Luego escurrir / presionar el agua y dejarla enfriar.
4. Ponga las espinacas en una tabla de cortar y córtelas en trozos.

5. Ponga las espinacas en un tazón. Añade mozzarella y parmesano.
6. Poner la mezcla de mozzarella y espinacas entre dos hamburguesas y "cerrar" la hamburguesa.
7. Freír la hamburguesa en una sartén durante unos 5-6 minutos y servir con el acompañamiento deseado.

Lasaña Keto

ingredientes

- 1 cucharada de mantequilla o aceite de coco
- 1 huevo
- 200 g de chorizo o salami italiano
- 400 g de ricotta
- 2 cucharadas de harina de coco
- 1½ cucharadita de sal marina
- ½ cucharadita de pimienta
- 2 dientes de ajo, prensados
- 1 ½ tazas de mozzarella rallada
- ⅓ Taza de queso parmesano, rallado
- 4 calabacines, cortados en tiras finas
- 500 g de salsa de tomate italiana
- 1 cucharadita de hierbas italianas
- ¼ taza de albahaca

preparación

1. Calienta la mantequilla o el aceite de coco en una sartén y fríe la salchicha en ella. Luego se retira de la sartén y se deja enfriar.
2. Precalentar el horno a 200 grados y engrasar un molde con un poco de mantequilla o aceite de coco.
3. Ponga la ricotta, la mozzarella, 2 cucharadas de parmesano, 1 huevo, la harina de coco, la sal, el ajo y la pimienta en un bol y mézclelo bien.
4. Añade las hierbas italianas y la salsa marinara y revuelve bien.
5. Ponga una capa de calabacín en la bandeja de hornear.
6. Añade una capa de mezcla de queso y sazona con hierbas italianas. Luego agregue una capa de marinara y repita 3 o 4 veces.
7. Hornea la lasaña en el horno durante unos 30-40 minutos.

8. Sacar del horno y adornar con albahaca fresca si es necesario.

Keto California Rolls

ingredientes

- 1 pepino
- 100 g de salmón, picado
- 350 g de coliflor, finamente picada (aproximadamente del tamaño de un grano de arroz)
- 60 g de queso crema
- 1 aguacate, en rodajas finas
- 1 cucharadita de aceite de sésamo
- 1 cucharadita de mayonesa
- sal marina
- Semillas de sésamo tostadas

preparación

1. Corta el pepino a lo largo en rodajas muy finas. Luego pon las rebanadas en papel de cocina y déjalas secar un poco.

2. Fría la coliflor picada en una sartén hasta que esté tierna. Añade el queso crema y el aceite de sésamo y mézclalo bien.
3. Ponga el salmón en un bol y mézclelo con la mayonesa.
4. Toma un poco de película adhesiva y coloca las rodajas de pepino en la película.
5. Ponga "arroz con coliflor" y el resto del relleno en las rodajas de pepino.
6. Enrolle las rodajas de pepino con la película adhesiva y haga 4 rollos de sushi.
7. Ponga los rollos de sushi en la nevera durante una hora.
8. Saca los rollos de sushi de la nevera y córtalos en trozos. Luego sirve el sushi con wasabi y salsa de soja y adornado con un poco de sésamo tostado.

MÁS CONSEJOS PARA UN ALMUERZO SALUDABLE

Ingredientes:

- 1 Pan de nubes
- 2 rebanadas de tocino
- 1 cucharadita de mayonesa
- 100g de carne de pollo
- 2 rebanadas de queso cheddar
- 1 cucharadita de salsa de chile de ganso volador, Sriracha
- 2 tomates en racimo
- ¼ aguacate

Preparación:

1. Fríe el pollo y el tocino. Sazonar la carne con sal y pimienta.
2. Cepilla el interior del sándwich de nubes con mayonesa y la salsa Sriracha caliente.
3. Entonces pon tu pollo en el sándwich.

4. Ahora es el momento del queso y el tocino con unas cuantas rodajas de tomate.
5. Haz puré el aguacate y llena el pan de nubes con él.

Ensalada cetogénica de tocino y brócoli

Ingredientes:

- 2 cabezas de brócoli grandes
- 200g de tocino
- 35g de chalotas
- 200g de mayonesa
- 2 cucharadas de vinagre de vino blanco
- 3 cucharadas de stevia líquida u otro edulcorante
- 1 cucharadita de aceite de sésamo

Preparación:

1. Fría brevemente el tocino para que quede bien crujiente.
2. Corta el brócoli en trozos.
3. Puedes cortar las chalotas a tu conveniencia.
4. Ahora mezcla los ingredientes del aderezo (mayonesa, vinagre de vino blanco, edulcorante y aceite de sésamo).

5. Ponga todo en una gran ensaladera.
6. Decora la ensalada con los cubitos crujientes de tocino.

Magdalenas de Maple con Arándanos

Ingredientes:

- ¾ taza de harina de almendra
- ¼ taza de linaza molida
- ¼ taza de eritritol en polvo
- 1 cucharadita de levadura
- ⅛ cucharadita de sal
- ⅓ taza de leche de coco enlatada
- ¼ taza de aceite de coco, derretido
- 3 huevos grandes
- ½ taza de arándanos frescos
- 1 cucharadita de extracto de maple

Preparación

1. Precaliente el horno a 350°F y llene un molde para magdalenas con tulipas
2. Mezcle la harina de almendras junto con la linaza molida, el eritritol, la levadura y la sal en un recipiente

3. En un recipiente aparte, bata la leche de coco, el aceite de coco, los huevos y el extracto de maple
4. Mezcle los ingredientes húmedos con los secos hasta combinarlos, luego agregue los arándanos
5. Sirva la mezcla en los moldes preparados y hornee de 18 a 20 minutos hasta que un cuchillo que se inserte en el centro salga limpio
6. Deje enfriar las magdalenas en los moldes por 5 minutos, luego colóquelas sobre una rejilla para enfriar

CPSIA information can be obtained
at www.ICGtesting.com
Printed in the USA
LVHW052320151220
674272LV00033B/784

9 781990 120015